BEI GRIN MACHT SICH IHR WISSEN BEZAHLT

AF 136133

- Wir veröffentlichen Ihre Hausarbeit,
  Bachelor- und Masterarbeit

- Ihr eigenes eBook und Buch -
  weltweit in allen wichtigen Shops

- Verdienen Sie an jedem Verkauf

Jetzt bei www.GRIN.com hochladen
und kostenlos publizieren

GRIN

Wie gelingt eine gute Kommunikation zwischen Arzt und Patient? Grundregeln und Handlungsempfehlungen

Tashina Celine Nemec

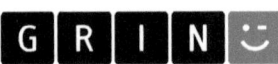

Bibliografische Information der Deutschen Nationalbibliothek:

Die Deutsche Nationalbibliothek verzeichnet diese Publikation in der Deutschen Nationalbibliografie; detaillierte bibliografische Daten sind im Internet über http://dnb.d-nb.de abrufbar.

ISBN: 9783346279132
Dieses Buch ist auch als E-Book erhältlich.

© GRIN Publishing GmbH
Nymphenburger Straße 86
80636 München

Druck und Bindung: Books on Demand GmbH, Norderstedt Germany
Gedruckt auf säurefreiem Papier aus verantwortungsvollen Quellen

Das Buch bei GRIN: https://www.grin.com/document/944396

Hausarbeit

Arzt-Patienten-Kommunikation

abgegeben am 13. August 2020 im Prüfungssekretariat

SRH Fernhochschule

Studiengang: Prävention und Gesundheitspsychologie

von

Tashina Celine Nemec

Inhaltsverzeichnis

1.   Einleitung 1

    1.1 Problemaufriss und Zielsetzung *1*

    1.2 Aufbau der Arbeit *3*

2.   Theoretische Grundlagen 4

    2.1 Begriffsdefinitionen *4*

       2.1.1 Kommunikation 4

       2.1.2 Medizinische Kommunikation 4

    2.2 Grundlagen einer gelingenden Kommunikation *4*

       2.2.1 Empathie 5

       2.2.2 Kongruenz 6

       2.2.3 Wertschätzung 6

    2.3 Anforderungen und Problematiken der Arzt-Patienten-Kommunikation *6*

    2.4 Sokratische Gesprächsführung *9*

3.   Patientengruppe Jugendliche 10

    3.1 Sokratische Gesprächsführung bei Jugendlichen *10*

    3.2 Praxis-Fälle *11*

       3.2.1 Dialog A: Hinweise auf Abhängigkeit 11

       3.2.2 Diskussion des Dialogs A 12

       3.2.3 Dialog B: Beratung einer Jugendlichen 14

       3.2.4 Diskussion des Dialogs B 15

       3.2.5 Dialog C: Ernährungstechnische Beratung 16

       3.2.6 Diskussion des Dialogs C 17

3.3 Handlungsempfehlung für eine gelingende Kommunikation **18**

    3.3.1 Empfehlungen für den Arzt *18*

    3.3.2 Empfehlungen für den Patienten *19*

4.   Fazit 20

Inhaltsverzeichnis **21**

Abbildungsverzeichnis **23**

1. Einleitung

1.1 Problemaufriss und Zielsetzung

„Gedacht heißt nicht immer gesagt,/ gesagt heißt nicht immer richtig gehört,/ gehört heißt nicht immer richtig verstanden,/ verstanden heißt nicht immer einverstanden,/ einverstanden heißt nicht immer angewendet,/ angewendet heißt noch lange nicht beibehalten."

– Konrad Lorenz

Bereits im Jahr 1847 verkündete die American Medical Association in ihrer Gründungsschrift: „Das Leben eines Kranken kann nicht nur durch die Handlungen eines Arztes[1] verkürzt werden, sondern auch durch seine Worte und sein Verhalten." (Klinkhammer, 2008, S. 107)

Durchschnittlich nahm im Jahr 2016 jeder Deutsche zehn Arztbesuche wahr (Organisation for Economic Cooperation and Development, 2018). Im Schnitt dauert solch ein Termin in Deutschland 7,6 Minuten. Fraglich ist, wie viel Zeit hierbei beispielsweise für einen ärztlichen Rat, die Besprechung bezüglich einer wirksamen Therapieform, Anteilnahme oder Verständnis bleibt (Nier, 2017).

So gaben bei einer im Jahr 2000 durchgeführten Studie 26% der Patienten an, dass sie sich über ihr Krankheitsbild unzureichend aufgeklärt fühlen. Etwa ein Drittel der Befragten fühlen sich von ihrem Arzt nicht ernst genommen (Klinkhammer, 2008, S. 107).

Grundsätzlich gehört die Gesprächsführung zu den entscheidenden Kompetenzen eines Arztes (Kutscher, 2013, S. 2) und ist gleichermaßen essentiell wie die medizinische Behandlung an sich (Schmitt-Sausen, 2019). Die Arzt-Patienten-Kommunikation ist ausschlaggebend für eine vollumfängliche Diagnosestellung und eine optimale Therapie (Holderried, Kraus & Meier, 2018, S. 64).

---

[1] Aus Gründen der besseren Lesbarkeit wird in dieser Hausarbeit die Sprachform des generischen Maskulinums angewendet. Es wird an dieser Stelle darauf hingewiesen, dass die ausschließliche Verwendung der männlichen Form geschlechtsunabhängig verstanden werden soll.

Arzt und Patient verfügen in der Regel über ein unterschiedliches medizinisches Wissen. Während der Arzt der medizinischen Heilkunst als Profession nachgeht, ist der Patient häufig nur Laie, der von persönlichen Nöten bestimmt ist. Die Behandlungssituation ist für den Mediziner tägliche Routine und dient zum Zweck der Erwerbstätigkeit, wohingegen sie für den Patienten eine Ausnahmesituation darstellt (Koch-Gromus & Kreß, 2012, S. 1081).

Zwar ist der Großteil der Patienten mit der ärztlichen Kompetenz zufrieden, nichtsdestotrotz klagen 80% der Patienten über Kommunikationsprobleme mit ihrem Arzt. Patienten würden sich besonders eine offenere Form der Kommunikation wünschen. Defizite in der Arzt-Patienten-Kommunikation führen nachweislich zu einem gestörten Vertrauensverhältnis, einer mangelhaften Bereitschaft bei der Mitwirkung an therapeutischen Maßnahmen und unter Umständen zu einem Arztwechsel (Mlekusch, 2017).

Der herrschende Zeitdruck, die immer höher werdenden Ansprüche der Patienten, sprachliche und kulturelle Unterschiede sowie eine unzureichende Anerkennung gegenüber der erbrachten Arbeitsleistung sind nur wenige Umstände, die die Arzt-Patienten-Kommunikation zusätzlich erschweren und für alle Beteiligten eine permanente Herausforderung darstellen (Schmitt-Sausen, 2019).

Eine patientenzentrierte Gesprächsführung, in welcher der Patient aktiv in das Gespräch einbezogen wird, ist grundsätzlich eine erlernbare Fertigkeit und hilft, das nötige Vertrauen zwischen Arzt und Patient aufzubauen (Fazekas, 2019, S. 28 & Kutscher, 2013, S. 2).

Eine gut gelingende Kommunikation führt zu einer höheren Patientenzufriedenheit und ist ausschlaggebend für den Heilerfolg. Denn ist der Patient über das Behandlungsvorhaben des Arztes ausreichend informiert und fühlt sich verstanden, wird dieser aktiv an therapeutischen Maßnahmen mitwirken. Diese Umstände wiederum führen zu einem geringeren Burnout-Risiko bei Ärzten (Klinkhammer, 2008, S. 107).

Ziel dieser Arbeit ist es, den derzeitigen Forschungsstand einer gelingenden Kommunikation aufzuzeigen, um anschließend auf die besonderen Anforderungen der Arzt-Patienten-Kommunikation einzugehen. Hierbei wird primär die Patientengruppe Jugendliche zwischen 13-17 Jahren thematisiert. Außerdem soll versucht werden, konkrete Handlungsempfehlungen auszusprechen, wie die Kommunikation zwischen Arzt und Patient gefördert werden kann.

1.2 Aufbau der Arbeit

Das erste Kapitel der Arbeit umfasst eine Einführung in die Thematik der Arzt-Patienten-Kommunikation sowie eine Schilderung der möglichen Problematik.

Die theoretischen Grundlagen, welche auf wissenschaftlich relevanter Literatur basieren, behandelt das zweite Kapitel. Im Zuge dessen werden die Begrifflichkeiten Kommunikation und medizinische Kommunikation definiert. Anschließend erfolgt ein Überblick über die wichtigsten Grundlagen, die eine gelingende Kommunikation festmachen. Des Weiteren werden die Rahmenbedingungen vorgestellt, welche die Arzt-Patienten-Kommunikation zu einer besonderen Gesprächssituation machen. Daraufhin wird die sokratische Gesprächsführung thematisiert und darauf eingegangen, weshalb sich diese Gesprächstechnik vor allem bei Jugendlichen hervorragend eignet.

Im Zuge dessen werden drei Praxis-Fälle geschildert, in denen die Kommunikation zwischen einem Arzt und einem Jugendlichen gescheitert ist. Diese werden mit Hilfe des erworbenen Wissens über gelingende Kommunikation analysiert. Anschließend erfolgt die Entwicklung beispielhafter Dialoge mit günstigerem Verlauf unter Anwendung der sokratischen Gesprächsführung.

Zu guter Letzt werden konkrete Handlungsempfehlungen ausgesprochen, wie die Arzt-Patienten-Kommunikation gefördert werden kann.

2. Theoretische Grundlagen

In diesem Kapitel wird auf die theoretischen Grundlagen eingegangen, um dem Leser einen Überblick über die Thematik zu verschaffen.

2.1 Begriffsdefinitionen

Folgende Definitionen sollen es ermöglichen, zentrale Begriffe dieser Arbeit besser zu verstehen.

2.1.1 Kommunikation

Der Begriff Kommunikation geht auf das lateinische Wort „communicatio" zurück. Er bedeutet so viel wie Mitteilung oder Unterredung. Aufgrund der stetig wachsenden Anzahl und Arten von Kommunikationsformen wird es immer schwieriger und umfangreicher, die Bedeutung des Phänomens der Kommunikation zu definieren (Röhner & Schütz, 2016, S. 2ff). Grundsätzlich versteht man unter dem Begriff Kommunikation den zwischenmenschlichen Austausch von Informationen, welcher auf verbale oder nonverbale Art stattfinden kann (Duden, 2020).

2.1.2 Medizinische Kommunikation

„Medizinische Kommunikation ist eine spezielle Form der Kommunikation, die in einem unmittelbaren Zusammenhang mit medizinischem Handeln steht". Sie findet statt, wenn Arzt und Patient interagieren und gegenseitig Informationen austauschen. Auch hier muss der Austausch nicht immer kommunikativ vonstatten gehen, sondern kann sich auch durch nonverbale Zeichen zutragen (Bechmann, 2014, S. 1f).

2.2 Grundlagen einer gelingenden Kommunikation

In der Suchtmaschine Google erscheinen etwa 148 Millionen Einträge zu dem Begriff „Kommunikation". Durch den Einsatz technischer Mittel wird der globale Austausch zwischen Menschen einfacher denn je. Dennoch bringt die menschliche Kommunikation eine gewisse Komplexität mit sich, denn durch diese äußern wir unsere Perspektiven, Interessen, Bedürfnisse und Erwartungen, welche oftmals unterschiedlich ausfallen (Boijens, 2014).

„Man kann nicht *nicht* kommunizieren" lautet das wohl bekannteste Axiom der Kommunikation nach Paul Watzlawik. Es besteht also eine Unmöglichkeit, nicht zu kommunizieren. Wir stehen auch ohne Worte in einem ständigen Austausch mit unseren Mitmenschen (Jünger, 2018, S. 5).

Carl Rogers entwickelte 1951 die klientenzentrierte Gesprächstherapie. Primär war dieser Ansatz für die professionelle Beratung und Therapie gedacht. Später entwickelte Rogers den

Ansatz insofern weiter, dass dieser ebenfalls zur Unterstützung von zwischenmenschlichen Beziehungen dient (Jähne & Schulz, 2018, S. 18).

Rogers nach sind die drei grundlegenden Verhaltensmerkmale einer gelingenden Kommunikation Empathie, Kongruenz und positive Wertschätzung (Röhner & Schütz, 2016, S. 29).

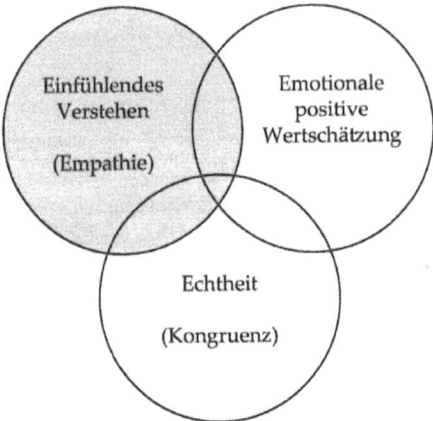

Abbildung 1: Verhaltensmerkmale einer gelingenden Kommunikation (Röher & Schütz, 2016, S. 28)

2.2.1 Empathie

Empathie ist in diesem Konzept wohl die herausforderndste und gleichzeitig relevanteste Säule. Es ist die Fähigkeit, sich in die Gefühlswelt seines Gegenübers hineinzuversetzen und die Welt mit seinen Augen zu betrachten. Dabei ist es von grundlegender Bedeutung, die Motive und Werthaltung der anderen Person zu erfassen, ohne diese zu bewerten (Jähne & Schulz, 2018, S. 19 & Röher & Schütz, 2016, S. 28).

Rogers verdeutlicht mit dem nachfolgenden Zitat, dass es schon hilfreich ist, seinem Gegenüber zu kommunizieren, dass man bereit ist, ihn verstehen zu wollen:

„Auch wenn ich mit einem verwirrten, ausdrucksunfähigen oder bizarren Menschen zu tun habe, nutzt es doch, wenn er wenigstens wahrnimmt, daß ich mich immerhin bemühe, zu verstehen, was ihn bewegt. Hierdurch teilt sich ihm die Wertschätzung mit, die ich ihm als Menschen entgegenbringe und es vermittelt ihm das Gefühl, daß ich seine Empfindungen und Ansichten als etwas ansehe, das wert ist, verstanden zu werden." (Rogers, 2001, S. 217)

Laut Rogers ist Empathie keine erlernbare Technik, sondern vielmehr eine Einstellung bzw. ein Prozess (Rohr, 2017, S. 122). Um Empathie auszudrücken, eignet sich das Stellen von offenen Fragen, eine wertschätzende Ausdrucksweise, das Zusammenfassen von Verstandenem und ein reflektierendes Zuhören. Ziel ist es, der anderen Person empathisch gegenüberzutreten und von dieser als empathisch bewertet zu werden (Jähne & Schulz, 2018, S. 43). Mit Hilfe von Empathie können scheinbar inadäquate Verhaltensweisen und Reaktionen nachvollzogen werden (Rohr, 2017, S. 125).

2.2.2 Kongruenz

Unter dem Begriff Kongruenz versteht Rogers die Echtheit, Unverfälschtheit bzw. die Transparenz (Jähne & Schulz, 2018, S. 18).

Demnach ist eine Person kongruent, wenn die empfundenen Gefühle und Gedanken mit dem geäußerten Verhalten übereinstimmen (Rohr, 2017, S. 126).

Kongruentes Verhalten ermöglicht den Aufbau einer gelingenden Beziehung und ist daher grundlegend. Abwehrhaltung, Fassaden oder emotionales Verstecken sind hingegen Umstände, welche das Beziehungskonstrukt belasten (Jähne & Schulz, 2018, S. 18).

2.2.3 Wertschätzung

Unter einer wertschätzenden Grundhaltung ist die positive Zuwendung und eine bedingungslose Akzeptanz zu verstehen, die frei von Bewertungen oder Urteilen gegenüber Gedanken, Gefühlen, oder Verhaltensweisen seines Gegenübers ist (Jähne & Schulz, 2018, S. 19 & Rohr, 2017, S. 128).

„Erst diese Zuwendung und damit die Akzeptanz und Anerkennung der individuellen Einzigartigkeit des Menschen und dessen Geschichte trägt zur Selbsterkenntnis und Selbstwertsteigerung des Gegenübers bei" (Jähne & Schulz, 2018, S. 19).

Wertschätzung und Zuwendung schaffen ein sicheres Klima, in dem die andere Person zunehmend Vertrauen fasst und sich öffnet (Rogers, 2001, S. 158).

2.3 Anforderungen und Problematiken der Arzt-Patienten-Kommunikation

Die Kommunikation zwischen Arzt und Patient ist Teil der medizinischen Behandlung und unterscheidet sich grundlegend von anderen alltäglichen Gesprächen (Bechmann, 2014, S. 2). Sie ist das Fundament einer guten Behandlung (Ärztekammer Nordrhein, 2015, S. 7). Heilung und Kommunikation stehen seit jeher in einem ständigen Wechselspiel zueinander (Gottschlich, 2007, S. 25).

Dass das Gespräch zwischen Arzt und Patient besonderen Anforderungen unterliegt und mindestens genauso essentiell wie die körperliche Untersuchung ist, verdeutlicht folgende Anführung:

„Studien haben gezeigt, dass Patienten mit körperlichen Erkrankungen durch eine gute und angstnehmende Zuwendung des Arztes einen signifikant verkürzten Krankheitsverlauf und eine gesenkte Nebenwirkungsquote aufweisen. Es konnte auch bewiesen werden, dass die Lebensqualität von Patienten mit schweren chronischen Erkrankungen deutlich sinkt, wenn die Kommunikation zwischen Arzt und Patient mangelhaft ist, weil Ärzte den Patienten nicht als gleichberechtigten Partner in das Gespräch integrieren und dessen Sorgen und Nöte nicht ausreichend berücksichtigen." (Bechmann, 2014, S. 4)

Vor allem das anfängliche Anamnesegespräch ist ausschlaggebend für die richtige Diagnosestellung und die weitere Therapieplanung (Bechmann, 2014, S. 4). Generell benötigt es grundlegende Kompetenzen der Gesprächsführung und Kenntnisse über häufig vorkommende Kommunikationsfehler. Kommunikation ist somit ein entscheidender Wirkfaktor in der medizinischen Therapie und dient dem Wohl des Patienten (Bechmann, 2014, S. 5 & 7). Eine gute Gesprächsführung erhöht nicht nur den Behandlungserfolg, sondern auch die Wahrscheinlichkeit, dass die gemeinsam vereinbarten Therapieempfehlungen von allen Beteiligten eingehalten werden (Jünger, 2018, S. 4).

Die folgende Abbildung verdeutlicht, wie unterschiedlich die Themenschwerpunkte für Arzt und Patient sind. Während Ärzte eher an objektiven Kriterien interessiert sind, legen Patienten mehr Wert auf das subjektive Empfinden.

Thema	Arzt	Patient
Therapie	21,9 %	15,9 %
Diagnose	21,6 %	18,3 %
Befunde	14,4 %	7,8 %
Krankheitserleben	8,3 %	24,8 %

Abbildung 2: Themenschwerpunkte im Arzt-Patienten-Dialog (Bechmann, 2014, S. 144)

Ausschlaggebend ist in der Arzt-Patienten-Kommunikation das Schaffen eines ausbalancierten Verhältnisses von emphatischer Nähe und professioneller Distanz. Erst durch eine gelingende Kommunikation kann das nötige Vertrauen zwischen den beiden Parteien aufgebaut werden.

Früher war es noch oft die Norm, dass der Arzt zum Wohl des Patienten entscheidet, dessen vermeintliche Interessen kennt und die für den Patienten „ideale" Therapie empfiehlt (Ärztekammer Nordrhein, 2015, S. 7). Heutzutage sind die Patienten hingegen selbstbestimmter, hinterfragen Aussagen des Arztes und informieren sich vor dem Arztbesuch über mögliche Spezialisten, Krankenhäuser, Diagnosemöglichkeiten, Therapien, Erfahrungen und Nebenwirkungen von Medikamenten. Diese Umstände erhöhen die Anforderungen an die Arzt-Patienten-Kommunikation enorm (Ärztekammer Nordrhein, 2015, S. 5 & 7). Die heutzutage sehr hohe Erwartungshaltung des Patienten muss von Seiten des Arztes jedoch auch erfüllt werden, sodass der Patient den Dialog als erfolgreich und zufriedenstellend bewertet (Bechmann, 2014, S. 4).

Durch den gesellschaftlichen Wandel rückt der Patient immer mehr in die Position des Kunden und der Arzt in die des Dienstleisters. Dieser Umstand ermöglicht ein gleichberechtigtes Verhältnis, in dem Inhalt und Verlauf des Gesprächs im Idealfall von beiden Seiten kontrolliert werden (Ärztekammer Nordrhein, 2015, S. 5 & 7).

Ein Faktor, der die Arzt-Patienten-Kommunikation zu einer herausfordernden Situation macht, ist der oftmals herrschende Zeitdruck in den ärztlichen Praxen. Wie in der Einleitung bereits kurz aufgegriffen, weist Deutschland im Vergleich zu anderen europäischen Ländern die kürzeste ärztliche Gesprächsdauer auf. Dieses schockierende Ergebnis hat zur Folge, dass Patienten unzufrieden sind und den Mangel an Zeit als Mangel an Vertrauen und emotionaler Zuwendung interpretieren. Dabei wäre vor allem emphatisches Verständnis gefragt, wenn es um das Teilen von sensiblen und intimen Informationen geht. Eine gezielte Zeitinvestition führt nachweislich zu einer verkürzten Behandlungsdauer, da diagnostische Fehldiagnosen vermieden werden können. Ein Patient, der sich im Dialog seinem Arzt ausreichend mitteilen kann, wird die Praxis in der Folge nicht so häufig aufsuchen. Dies spart wiederum Zeit und Mühe und senkt Kosten des Gesundheitswesens (Bechmann, 2014, S. 146f).

In der Regel geht mit einem Arztbesuch auch eine emotionale Betroffenheit von Seiten des Patienten einher. Oftmals waren die Patienten bereits einem langen Leidensdruck ausgesetzt und sind von ihrer Erkrankung physisch als auch psychisch stark beeinträchtigt. Der Arztbesuch ist für viele Menschen daher der letzte Ausweg, wenn sich diese nicht mehr selbst zu helfen wissen. Das Gespräch über die eigene Krankheit und das Schildern des subjektiven Empfindens einem Fremden gegenüber stellen für Patienten eine gewisse Hürde dar. Da diese sowohl auf das Wissen als auch auf die Hilfe des Arztes angewiesen sind, stehen Patienten in dieser Situation in der schwächeren Rolle (Bechmann, 2014, S. 3).

Für 93% der Patienten ist eine ausführliche und vor allem verständliche Informationsübermittlung durch ihren Arzt von essentieller Bedeutung. Von Seiten der Ärzte benötigt es daher ein geschultes Bewusstsein, um alle Aspekte korrekt zu deuten und das Gespräch effizient zu steuern (Bechmann, 2014, S. 5). Arzt-Patienten-Gespräche sind durch formelle Umstände geprägt, da diese in einer stak institutionalisierten Sphäre ablaufen und dem Patienten somit unter Umständen das Gefühl von Distanz vermitteln (Bechmann, 2014, S. 151).

All die angeführten Punkte verdeutlichen, dass mit der Arzt-Patienten-Kommunikation eine Vielzahl an Anforderungen und möglichen Problemen einhergeht und die Situation für alle Beteiligten als herausfordernd bewertet wird.

2.4 Sokratische Gesprächsführung

Bei der sokratischen Dialogführung handelt es sich um eine effiziente Methode der gesundheitspsychologischen Gesprächsführung. Hierbei wird nicht versucht, den Klienten durch Aussagen oder Argumente des Therapeuten zu überzeugen, sondern durch geleitete, konkrete Fragen ein eigenverantwortliches Denken zu erzeugen. Ziel der sokratischen Gesprächsführung ist, dass der Klient durch eigenes Nachsinnen zu den notwendigen Erkenntnissen gelangt (Aghoutane, Kamal, Karim & Wittke, 2014, S. 55). Des Weiteren wird durch die sokratische Gesprächsführung versucht, die Eigenverantwortung und Selbstbestimmung des Klienten zu fördern und alte dysfunktionale Ansichten durch neue funktionale Erkenntnisse zu ersetzen. Diese Form der Gesprächsführung wurde von Platon auch als Hebammenkunst bezeichnet, da der Klient beim Hervorbringen eigener, individueller Einsichten ausschließlich unterstützt wird (Stavemann, 2008, S. 280) und diese als eigene Leistung betrachtet (Aghoutane, Kamal, Karim & Wittke, 2014, S. 55).

Wohl nichts ist in der Arzt-Patienten-Kommunikation essentieller als das Stellen von Fragen. Würde dieses wichtige Instrument wegfallen, wären Arzt-Patienten-Gespräche nur wenig sinnführend. Das Stellen von Fragen ist daher ein grundlegendes dialogisches Mittel, um ein patientenorientiertes Gespräch führen zu können. Abhängig von der Formulierungsart von Fragen ergibt sich entweder eine starre, musterförmige Konversation oder ein wechselseitiges dialogisches Gespräch. Ausschlaggebend ist nicht, ob und wie viel durch den Arzt gefragt wird, sondern wie gefragt wird (Bechmann, 2014, S. 181).

3. Patientengruppe Jugendliche

Der Übergang von der Kindheit zum Erwachsensein ist mit einer Vielzahl an körperlichen, intellektuellen und emotionalen Veränderungen verbunden. Während dieses für die Entwicklung wichtigen Abschnitts lernen Jugendliche ihre Rolle als Frau bzw. Mann kennen, entwickeln zunehmend eigene Wertvorstellungen und lösen sich von ihren Erziehungsberechtigten, um unabhängig zu werden. Da auch der Wunsch größer wird dazuzugehören, nehmen Gleichaltrige und Freunde in dieser Zeit eine wesentliche Rolle ein. Ebenfalls besteht bei Jugendlichen eine höhere Risikobereitschaft, erwachsene Verhaltensweisen zu erproben, die oftmals gesundheitliche Risiken bergen können. Dazu gehören beispielsweise der Konsum von Genussmittel wie Zigaretten, Drogen und Alkohol. Besonders für Jugendliche bieten Arztbesuche die Möglichkeit, gesundheitsrelevante Themen zu einem frühzeitigen Zeitpunkt zu thematisieren (Frank, 2019, S. 71).

Ziel eines solchen Gesprächs ist es, die Pubertätsentwicklung zu beurteilen und in Folge dessen dem Jugendlichen verständnisvoll beizustehen, zuzuhören und zu beraten. Pubertätstypische Themen wie Sexualität oder Genussmittel sollten in einem vertrauensvollen Rahmen besprochen werden. Dem Jugendlichen sollte hierbei die Verpflichtung zur ärztlichen Schweigepflicht dargelegt werden. Keinesfalls darf der Arzt in solch einem Gespräch die Rolle des Mahners einnehmen (Frank, 2019, S. 72).

3.1 Sokratische Gesprächsführung bei Jugendlichen

Wie bereits thematisiert, ist die Kommunikation zwischen Ärzten und erwachsenen Patienten mit vielen Herausforderungen verbunden. Die Kommunikation mit Jugendlichen unterliegt jedoch noch einmal spezielleren Anforderungen. Vor allem zwischen dreizehn und siebzehn Jahren tendieren Jugendliche dazu, ihrem erwachsenen Gegenüber sehr ehrlich mitzuteilen, ob dieser authentisch kommuniziert oder nicht. Durch Akzeptanz oder Ablehnung geben sie diesem eine deutliche Rückmeldung über das Gesagte (Delfos, 2015, S. 13). Erwachsene hingegen haben oftmals Schwierigkeiten, sich auf den Jugendlichen einzulassen, zuzuhören und mit ehrlichem Interesse Fragen zu stellen. Sie sind vielmehr damit beschäftigt, ihr eigenes Anliegen mitzuteilen. Die sokratische Gesprächsführung eignet sich daher vor allem bei Jugendlichen hervorragend. Jugendliche haben häufig das Gefühl, von Erwachsenen belehrt und wie ein Kleinkind behandelt zu werden, dass nicht fähig ist, eigenständig zu denken. Durch die sokratische Gesprächsführung erhalten sie die Möglichkeit, ihr eigenes Gedankengut zu produzieren (Delfos, 2015, S. 14). Die Schwierigkeit liegt darin, bei dem Jugendlichen mit Hilfe von gezielten Fragen einen Denkprozess in Bewegung zu setzen, sodass der Jugendliche selbstständig zu den notwendigen Informationen gelangt, ohne sich dabei belehrt zu fühlen (Delfos, 2015, S. 15). Der Jugendliche wird eingeladen, nachzudenken und sich mitzuteilen

(Delfos, 2015, S. 16). Das folgende Zitat verdeutlich, welche Haltung Erwachsene im Umgang mit Jugendlichen einnehmen müssen, um erfolgreich kommunizieren zu können: „Gute Kommunikation mit Jugendlichen beginnt mit der Haltung, die man einnimmt. Diese Haltung muss Respekt und Bescheidenheit beinhalten. Man muss davon überzeugt sein, dass Jugendliche etwas zu erzählen haben und dass sie es erzählen wollen. Die Frage ist nicht, ob Jugendliche eine Meinung haben oder über Informationen verfügen, sondern wie wir mit ihnen kommunizieren können, um diese Meinung zu erfahren oder die Informationen zu erhalten." (Delfos, 2015, S. 16f)

3.2 Praxis-Fälle

Im folgenden Kapitel werden drei verschiedene Dialoge zwischen einem Arzt und einem Jugendlichen wiedergegeben, in denen die Kommunikation missglückt ist.

3.2.1 Dialog A: Hinweise auf Abhängigkeit

Ausschnitt aus Dialog zwischen Arzt und Jugendlichem, 16 Jahre; Gesprächsdauer: 2 Minuten

Jugendlicher	Rauchen ist cool.
Arzt	Hmm, wie lange rauchst du denn schon und wie viele Zigaretten am Tag?
Jugendlicher	Ich glaube, dass ich es mit 12 Jahren das erste Mal probiert habe. Es kommt halt drauf an, ob ich Stress habe. So eine halbe Schachtel kommt schon hin.
Arzt	Aha und deine Freunde machen das auch?
Jugendlicher	Ja, so ziemlich alle in meinem Freundeskreis machen das.
Arzt	Wissen deine Eltern, dass du rauchst?
Jugendlicher	Ne und das soll auch so bleiben, obwohl die selber auch rauchen.
Arzt	Du weißt aber schon, dass Raucher ein erhöhtes Risiko haben, an Krebs und anderen Krankheiten zu erkranken haben, oder?
Jugendlicher	Ja, aber das interessiert mich nicht. Ich möchte zu unserer Clique dazugehören.
Arzt	Okay, nun gut und wie sieht es mit Alkohol aus? Hast du das schon mal probiert?

Jugendlicher	Ja doch, aber das schmeckt mir nicht so. Das muss nicht sein.
Arzt	Also gut heiße ich es natürlich nicht, dass du rauchst, aber es gehört ja irgendwie auch dazu, dass man Sachen ausprobiert, wenn man erwachsen wird. Falls du mal doch aufhören möchtest und Hilfe brauchst, lass es mich wissen.

3.2.2 Diskussion des Dialogs A

In Dialog A zeigt der Arzt keinerlei Empathie gegenüber dem Jugendlichen. Er erfragt, keine Beweggründe des Jugendlichen, warum dieser raucht, um ihm anschließend beratend zur Seite zu stehen. Er spricht keine Handlungsempfehlungen aus, die dem Jugendlichen helfen könnten, von seiner Sucht loszukommen. Somit passen sein Verhalten und seine eigentlich ärztliche Pflicht, dem Jugendlichen beizustehen, nicht überein. Sein Verhalten ist demnach nicht konkruent. Der Jugendliche fühlt sich durch den Arzt möglicherweise sogar in seinem Verhalten bestärkt oder im Stich gelassen. Stattdessen bewertet und beurteilt er das Verhalten des Jugendlichen. Der Jugendliche betont, wie wichtig es ihm sei, dass seine Eltern nicht von seinem Konsumverhalten erfahren. Um das nötige Vertrauen aufzubauen, wäre es hier von Seiten des Arztes notwendig gewesen, diesem die ärztliche Schweigepflicht zu erklären und zu versichern, dass dieser sich ihm gegenüber ohne Zweifel öffnen könne.

In dem nachfolgenden Dialog wird behandelt, wie das Gespräch besser hätte gelöst werden können:

Ausschnitt aus Dialog zwischen Arzt und Jugendlichem, 16 Jahre unter Anwendung der sokratischen Gesprächsführung; Gesprächsdauer: 4 Minuten

Jugendlicher	Rauchen ist cool.
Arzt	Darf ich nach deiner Ausdauer fragen? Bekommst du manchmal Husten oder ähnliche Beschwerden? Merkst du, dass dir das Rauchen nicht gut tut?
Jugendlicher	Ich merke das, wenn ich die Treppen hochgehe, da fühle ich mich manchmal so wie ein alter Mann, halt etwas schlapp.
Arzt	Okay, wie lange rauchst du denn schon und wie viele Zigaretten am Tag?
Jugendlicher	Ich glaube, dass ich es mit 13 Jahren das erste Mal probiert habe. Es kommt halt drauf an, ob ich Stress habe. So eine halbe Schachtel kommt schon hin.
Arzt	Wann hast du denn das Gefühl, gestresst zu sein?

Jugendlicher	Naja, wenn in der Schule zum Beispiel viele Arbeiten zu schreiben sind.
Arzt	Ich verstehe dich. Gäbe es etwas, wie du den schulischen Stress anders abbauen könntest?
Jugendlicher	Naja, ich mache eigentlich gerne Sport und habe das Gefühl, danach einen freieren Kopf zu haben. Ich habe nach dem Sport eigentlich auch nicht sofort das Verlangen nach einer Zigarette.
Arzt	Das finde ich toll, dass du dich sportlich betätigst. Wie ist es für dich, wenn wir über das Thema Rauchen sprechen? Ist dir das unangenehm?
Jugendlicher	Nein, ist ganz gut – so locker. Ist mal was anderes.
Arzt	Dann ist es gut. Wissen deine Eltern, dass du rauchst?
Jugendlicher	Ne und das soll auch so bleiben, obwohl die selber auch rauchen.
Arzt	Ich kann dich beruhigen. Ich werde ihnen wegen der ärztlichen Schweigepflicht nichts von dem erzählen, was wir besprechen. Rauchst du also eher wegen dem Stress in der Schule oder schmeckt es dir auch?
Jugendlicher	Ne, schmecken tut es mir gar nicht, aber ich möchte zu unserer Clique dazugehören.
Arzt	Dein Freundeskreis raucht also auch? Denkst du nicht, deine Freunde würden dich auch mögen, wenn du nicht rauchst?
Jugendlicher	Ja wegen denen habe ich ja erst begonnen. Ich denke schon, aber ich habe Angst vor ihrer Reaktion und davor, ausgeschlossen zu werden.
Arzt	Also hast du schon mal überlegt aufzuhören?
Jugendlicher	Ja schon, aber ich weiß nicht, wie ich das anstellen soll und ob ich das schaffe.
Arzt	Also ich finde es toll, dass du dir schon mal Gedanken darüber gemacht hast, eventuell aufzuhören. Ich bin mir sicher, dass deine Freunde dich trotzdem mögen werden, egal wie du dich entscheidest. Und wenn du sagst, Sport hilft dir, den Stress abzubauen, würde ich damit auf jeden Fall weitermachen. Ich könnte dir ein paar Flyer mitgeben, wenn du wirklich Interesse hast, kannst du gerne...
Jugendlicher	Da müsst ich ja wieder was lesen. Gibt es nicht was anderes?
Arzt	Ich hätte auch ein kleines Filmchen, das ich dir mitgeben könnte. Wäre dir das lieber?

Jugendlicher	Ja das ist cool. Könnte ich mir eher vorstellen.
Arzt	Prima. Hast du noch irgendwelche Fragen? Wenn es Probleme gibt, kannst du jederzeit zu mir kommen.
Jugendlicher	Ne alles klar. Danke!

Zwar nimmt vorliegender Dialog für den Arzt etwas mehr Zeit in Anspruch, doch stellt dieser hier konkrete Fragen zum Konsumverhalten des Jugendlichen, um ihm anschließend beratend beizustehen. Der Arzt erfragt orientierend Konsummuster sowie Beweggründe seines Konsumverhaltens. Durch die offenen Fragen vermittelt er dem Jugendlichen ehrliches Interesse. Des Weiteren fragt der Arzt nach der Erlaubnis des Jugendlichen, über dieses Thema zu sprechen. Er weist auf Vertraulichkeit und die Schweigepflicht hin, was zusätzlich Vertrauen schafft. Von Seiten des Arztes werden konkrete Handlungsempfehlungen ausgesprochen und hinterfragt, ob es nicht auch andere Bewältigungsstrategien gegen Stress gäbe. Der Arzt geht mit dem Jugendlichen sehr wertschätzend um, ohne diesen zu verurteilen. Er vermittelt ihm, dass er jederzeit für ihn da ist.

3.2.3 Dialog B: Beratung einer Jugendlichen

Ausschnitt aus Dialog zwischen Arzt und Jugendlicher, 14 Jahre; Gesprächsdauer: 1 Minute

Arzt	Jetzt hätte ich noch etwas bezüglich Impfungen mit dir zu besprechen. Hast du schon mal was von einer HPV-Impfung gehört?
Jugendliche	Hmm, nein.
Arzt	Also die HPV-Impfung ist eigentlich die erste Impfung, die erfolgreich gegen Gebärmutterkrebs wirkt. Ich rate das allen Jugendlichen. Die Impfung sollte vor dem ersten Geschlechtsverkehr durchgeführt werden.
Jugendliche	Hmm.
Arzt	Ich hätte auch noch eine Infobroschüre für dich.
Jugendliche	Ja, wenn es sein muss, dann lass ich mich impfen.
Arzt	Also sinnvoll wäre es auf alle Fälle.
Jugendliche	Ja, also ich überlege mir das noch.
Arzt	Genau.

3.2.4 Diskussion des Dialogs B

Die Jugendliche fühlt sich in dieser Situation sichtlich unwohl und von den vermittelten Informationen überrumpelt. Der Arzt geht weder auf die persönlichen Umstände der Jugendlichen ein, noch vermittelt dieser ehrliches Interesse an ihr. Vielmehr wirkt es so, als würde er nur seine Pflicht erfüllen, die Jugendliche aufzuklären und aus der Impfung Profit schlagen wollen. Der Arzt geht dabei weder ausreichend auf den Wissensstand der Jugendlichen ein, noch erfragt er deren Einstellung zu diesem Thema. Der Arzt schafft es nicht, ein vertrauensvolles Umfeld zu schaffen, in dem es angebracht wäre, über solch ein privates Thema zu sprechen.

In dem nachfolgenden Dialog ist zu lesen, wie das Gespräch besser hätte gelöst werden können:

Ausschnitt aus Dialog zwischen Arzt und Jugendlicher unter Anwendung der sokratischen Gesprächsführung, 14 Jahre; Gesprächsdauer: 3 Minuten

Arzt	Jetzt hätte ich noch etwas bezüglich Impfungen mit dir zu besprechen. Hast du schon mal was von einer HPV-Impfung gehört?
Jugendliche	Hmm, nein.
Arzt	Also HPV ist so ein Erreger, ein Virus, der Gebärmutterkrebs auslösen kann. Die HPV-Impfung ist eigentlich die erste Impfung, die erfolgreich gegen Gebärmutterkrebs wirkt. Es sind drei Teilimpfungen notwendig. Eine Erstimpfung und danach weiters nach 8 Wochen und 9 Monaten. Die Impfung wäre allerdings privat zu bezahlen.
Jugendliche	Hmm, ich verstehe.
Arzt	Hast du eine Vorstellung, wo die Gebärmutter liegt und was ihre Aufgabe ist?
Jugendliche	Ja, das haben wir vor ein paar Wochen im Biologieunterricht durchgenommen.
Arzt	Prima, dann kannst du dir sicher etwas darunter vorstellen. Hattest du denn schon einmal einen Freund?
Jugendliche	Nein.
Arzt	Könntest du dir vorstellen, bald einen Freund zu haben?
Jugendliche	Hmm, keine Ahnung.

Arzt	Ich verstehe. Also es ist so, dass die Impfung vor dem ersten Geschlechtsverkehr durchgeführt werden sollte. Die Impfung ist eigentlich sehr gut verträglich. Wie denkst du darüber? Hast du Fragen dazu?
Jugendliche	Nun ja, vielleicht wäre das nicht so schlecht. Ich kann es mir ja mal überlegen.
Arzt	Natürlich kannst du das Ganze erst einmal mit deinen Eltern besprechen, es hat ja keine Eile. Ich hätte dazu noch eine Infobroschüre für dich. Falls dich das interessiert, kannst du sie dir in Ruhe zu Hause anschauen.
Jugendliche	Aja, ok.

In diesem Dialog liegt der Fokus viel mehr auf der Erfragung des aktuellen Wissensstandes und den persönlichen Umständen der Jugendlichen. Es erfolgt eine umfassendere Aufklärung über die Impfung von Seiten des Arztes. Dieser erfragt außerdem die Meinung der Patientin zu diesem Thema und gibt ihr die Möglichkeit, Fragen zu stellen, um Unklarheiten aus dem Weg zu räumen. Der Arzt schafft es, eine angenehme und offene Gesprächsatmosphäre zu erzeugen. Er vermittelt der Jugendlichen, dass sich diese in Ruhe mit dem Thema vertraut machen solle und die Entscheidung ihr obliege.

3.2.5 Dialog C: Ernährungstechnische Beratung

Ausschnitt aus Dialog zwischen Arzt und Jugendlichem, 15 Jahre; Gesprächsdauer: 2 Minuten

Arzt	So, also du bist 170 cm groß und hast 80 kg. Das ist natürlich schon etwas zu viel für dein Alter.
Jugendlicher	Ja, ich weiß.
Arzt	Natürlich ist mir bewusst, dass Süßigkeiten und deftige Speisen besser schmecken, aber wenn du so weitermachst, wirst du unter Umständen Diabetes oder andere Erkrankungen bekommen.
Jugendlicher	Das sagt meine Mutter auch immer.
Arzt	Also die Weltgesundheitsorganisation empfiehlt eigentlich fünf Portionen Obst und Gemüse am Tag. Machst du Sport?
Jugendlicher	Kaum.
Arzt	Du solltest unbedingt drei Mal die Woche 30 Minuten Sport betreiben.

Jugendlicher	Ich bin nach der Schule aber immer so müde und habe viele Hausaufgaben.
Arzt	Nun ja, Stress hat leider jeder von uns, aber dein Körper braucht unbedingt die regelmäßige Bewegung, um in Form zu bleiben.

3.2.6 Diskussion des Dialogs C

Der Arzt versucht in diesem Dialog nicht, sich in die Gefühlswelt des Jugendlichen hineinzuversetzen. Er konfrontiert den Jugendlichen ausschließlich mit den Fakten wie Gewicht und Größe und warnt ihn vor gesundheitlichen Folgeschäden. Um dem Jugendlichen empathisch gegenüberzutreten, wäre es viel wichtiger, mögliche Beweggründe seines gestörten Essverhaltens zu erfragen, um anschließend auf diese einzugehen. Durch das voreilige Ziehen von Schlüssen fühlt sich der Jugendliche nicht ernst genommen und wird in weiterer Folge auf Konfrontation gehen und sich dem Arzt gegenüber verschließen. Auf das vom Patienten Geäußerte wird kaum bis gar nicht eingegangen. Besonders in dieser Situation wäre ein wertschätzender und urteilsfreier Umgang essentiell.

In dem nachfolgenden Dialog ist zu lesen, wie das Gespräch besser hätte gelöst werden können:

Ausschnitt aus Dialog zwischen Arzt und Jugendlichem unter Anwendung der sokratischen Gesprächsführung, 15 Jahre; Gesprächsdauer: 4 Minuten

Arzt	So, also du bist 170 cm groß und hast 80 kg. Fühlst du dich in deinem Körper allgemein wohl?
Jugendlicher	Nein eigentlich nicht wirklich.
Arzt	Was stört dich denn?
Jugendlicher	Manche Mitschüler lache über mich, weil ich stärker bin.
Arzt	Also das ist natürlich nicht in Ordnung von deinen Mitschülern. Findest du dich selbst zu dick?
Jugendlicher	Ja schon, ich merke, dass ich im Sportunterricht zum Beispiel nicht so schnell laufen kann wie die Anderen.
Arzt	Wie würdest du deine Ernährung denn beschreiben? Wird bei dir zu Hause gesund gekocht?

Jugendlicher	Ja, also ich esse schon gerne viel Süßes oder mal eine Pizza. Meine Mama sagt mir oft, dass ich mehr Obst und Gemüse essen sollte, sie hat aber nicht so viel Zeit zum Kochen. In der Schule kaufe ich mir dann in der Pause doch manchmal etwas Ungesundes.
Arzt	Wie sieht es denn aus mit Sport? Betreibst du regelmäßig Sport?
Jugendlicher	Nein nicht wirklich, dazu fehlt mir die Motivation. Oft bin ich zu müde oder gehe lieber mit Freunden raus.
Arzt	Ich verstehe. Hast du denn einen Freund, der gerne Sport macht?
Jugendlicher	Ja also da gibt es einen, mit dem verstehe ich mich auch sehr gut. Vielleicht frage ich ihn mal, ob er mich zum Sport mitnimmt.
Arzt	Ja prima, das ist eine hervorragende Idee! Auch wenn du mal ausnahmsweise eine Pizza isst, macht das nichts. Trotzdem wäre es wichtig, jeden Tag circa fünf Portionen Obst und Gemüse zu essen. Wir haben hier eine Broschüre mit leckeren Rezepten und Fotos.
Jugendlicher	Ja das kann ich ja mal probieren. Da wäre meine Mutter bestimmt auch froh darüber.

Besonders in diesem Dialog wird deutlich, wie sehr sich das Gespräch mit Hilfe der sokratischen Gesprächsführung zum Positiven entwickeln kann. Durch die urteilsfreie Haltung des Arztes schafft es dieser, eine wertschätzende Atmosphäre zu erzeugen, in der sich der Patient öffnen kann. Die offenen Fragen helfen dem Arzt, mehr über den Zustand des Jugendlichen zu erfahren, um ihm anschließend einen auf ihn persönlich zugeschnittenen ärztlichen Rat zu erteilen.

3.3 Handlungsempfehlung für eine gelingende Kommunikation

3.3.1 Empfehlungen für den Arzt

Damit Ärzte ein möglichst umfangreiches Wissen über die Kommunikation mit Patienten erlangen, empfiehlt sich die Teilnahme an Fort- und Weiterbildungen, welche sich mit der Thematik befassen. In entsprechenden Kommunikationstrainings kann das Kommunikationsverhalten im Umgang mit Patienten geschult werden. Beispielsweise kann eine Schulung zum Thema Arzt-Patienten-Gesprächsstrukturierung absolviert werden.

Grundsätzlich empfiehlt es sich, den Patienten bei der Gesprächseröffnung beim Namen zu nennen und gegebenenfalls selbst vorzustellen, sofern es sich um einen neuen Patienten handelt. Dabei sollte auf eine offene und dem Patienten zugewandte Körperhaltung geachtet werden. Ein regelmäßiger Blickkontakt signalisiert dem Patienten Aufmerksamkeit und ehrlich gemeintes Interesse.

Während des Anamneseprozesses sollten gezielt inhaltliche Fragen gestellt werden. Wichtig dabei ist auch, den Patienten über seine Bedürfnisse und Wünsche zu interviewen. So kann abgeklärt werden, was sich der Patient von der Behandlung erwünscht. Der Arzt sollte dem Patienten das Gefühl geben, dass sich dieser aktiv am Gespräch beteiligen darf und soll. Der Patient darf hierbei keinesfalls unterbrochen werden. Aufgabe des Arztes ist es, dem Patienten regelmäßig Rückmeldung über das Verstandene zu geben.

Die Therapie, Befunde oder andere wesentliche Inhalte müssen vom Arzt in einfacher, für den Laien begreiflicher Sprache dargebracht werden. Durch Rückfragen kann der Arzt evaluieren, ob das Erklärte vom Patienten verstanden wurde.

Wichtig ist es, dem Patienten alle Vorteile und den damit verbundenen Nutzen, aber auch alle Nachteile und Risiken darzulegen, welche mit der empfohlenen Therapieform einhergehen.

Äußerst hilfreich ist für Ärzte auch die Anwendung von verschiedenen Kommunikationskonzepten wie beispielsweise der sokratischen Gesprächsführung.

Coaching, Supervision und der Austausch unter Kollegen kann sich ebenfalls als unterstützend erweisen. Dies kann dienlich sein, um sein eigenes Verhalten und Auftreten zu überdenken und erfolgreiche bzw. weniger erfolgreiche Gespräche zu reflektieren. Oftmals haben außenstehende Personen einen anderen Blickwinkel und eröffnen neue Perspektiven.

3.3.2 Empfehlungen für den Patienten

Auch der Patient kann dazu beitragen, dass sich die Kommunikation zwischen Arzt und Patient als erfolgreich erweist.

Mit Hilfe einer Patientenverfügung kann der Patient schon im Vorfeld festlegen, welche medizinischen Maßnahmen er befürwortet oder ablehnt, falls der Patient dies zu einem späteren Zeitpunkt krankheitsbedingt nicht mehr kann. Dies erleichtert die Kommunikation im Ernstfall enorm und entlastet zusätzlich die Angehörigen des Patienten.

Immer mehr Patienten suchen vor Arztbesuchen im Internet nach relevanten Informationen zu Krankheitsbildern oder Behandlungsformen. Ist ein Patient bereits im Vorfeld gut informiert, kann dies unter Umständen hilfreich sein. Es birgt jedoch auch die Gefahr, dass der Patient aufgrund der Fülle der bestehenden Informationen schnell überfordert ist und in Folge dessen die Vorschläge des Arztes bezüglich Diagnostik und Therapie ablehnt. Informationen aus dem Internet sind daher kritisch und nur als Ergänzung zum ärztlichen Rat zu betrachten.

4. Fazit

Hauptziel der Arbeit war es, die Arzt-Patienten-Kommunikation vorzustellen und zu klären, inwieweit sich diese unter Anwendung der sokratischen Gesprächsführung ändert. Als Patientengruppe wurden hierbei Jugendliche im Alter von 13-17 Jahren herangezogen.

Mehrere Studien haben belegt, dass sich Patienten unzureichend aufgeklärt und von ihrem Arzt nicht ernst genommen fühlen. Sie würden eine offenere Kommunikationsweise bevorzugen. Rückwirkend lässt sich sagen, dass die Kommunikation zwischen Arzt und Patient ein äußerst komplexes Zusammenspiel unterschiedlicher Rahmenbedingungen ist. Besonders ausschlaggebend und relevant ist hierbei jedoch das Kommunikationsverhalten des Arztes. Ein auf den Patienten ausgerichtetes Kommunikationsverhalten ist grundsätzlich erlernbar und für ein erfolgreiches Gespräch von enormer Bedeutung. Jedoch kann auch der Patient dazu beitragen, dass sich das Gespräch als erfolgreich erweist.

Jedes Patientengespräch stellt eine individuelle Situation dar, welche es bis zu diesem Zeitpunkt nicht gab. Die Arzt-Patienten-Kommunikation benötigt daher ein auf den Patienten maßgeschneidertes Kommunikationsverhalten. Der Patient wird den Dialog nur als gelungen bewerten, wenn er sich ernst genommen fühlt. Ein reflektiertes Verhalten von Seiten des Arztes sowie die Anwendung verschiedenster Modelle zur Gesprächsführung können dem Arzt dabei eine große Unterstützung sein. Viele Gespräche misslingen, weil der Arzt die falsche Fragetechnik gewählt hat oder das Frageziel falsch war.

Die sokratische Gesprächsführung eignet sich im Arzt-Patienten-Gesprächen in den meisten Fällen ausgezeichnet. Dem Patienten wird durch das Stellen von Fragen das Gefühl vermittelt, dass der Arzt ehrlich und aufrichtig an diesem interessiert ist. Durch die Formulierung offener Fragen erhält der Patient Gelegenheit, von seinen Umständen zu erzählen. Ziel der Arzt-Patienten-Kommunikation unter Anwendung der sokratischen Gesprächsführung ist es, Wissen zu vermitteln, ohne zu belehren. Vielmehr können mit Hilfe von geeigneten Fragen mögliche Irrvorstellungen des Patienten beseitigt und neue Erkenntnisse erzeugt werden. Das Stellen von durchdachten Fragen ist von enormer Bedeutung, da sie den Gesprächsfluss fördern. Dies ist vor allem am Gesprächsanfang essentiell. Das regelmäßige Reflektieren des Gesagten soll dem Patienten einerseits Rückmeldung über das Verstandene geben und ihn andererseits dazu anregen, das Gesagte zu überdenken und es unter Umständen zu vertiefen.

Die sokratische Gesprächsführung eignet sich jedoch nicht bei jedem Patienten gleich gut. Die Schwierigkeit liegt darin herauszufinden, welcher Patient dazu bereit ist, „eigenes Wissen" hervorzubringen.

Inhaltsverzeichnis

Aghoutane, A., Kamal, J., Karim, A. & Wittke, G. (2014). Gesundheitskommunikation & - förderung (1. Auflage). Studienbrief der SRH Fernhochschule. Riedlingen.

Ärztekammer Nordrhein (2015). *Kommunikation im medizinischen Alltag.* Zugriff am 01.06.2020. Verfügbar unter: https://www.aekno.de/fileadmin/user_upload/aekno/downloads/leitfaden-kommunikation-2015.pdf.

Bechmann, S. (2014). *Medizinische Kommunikation.* Tübingen: Narr Francke Attempto Verlag.

Boijens, A. (2014). *Was macht eine gelingende Kommunikation aus?* Zugriff am 27.05.2020. verfügbar unter: https://ethik-heute.org/was-macht-eine-gelingende-kommunikation-aus/.

Delfos, M. F. (2015). *Wie meinst du das? Gesprächsführung mit Jugendlichen* (6. Auflage). Weinheim: Julius Beltz Verlag.

Duden (2020). *Kommunikation.* Zugriff am 27.05.2020. Verfügbar unter: https://www.duden.de/rechtschreibung/Kommunikation#herkunft.

Fazekas, C. (2019). Gesprächsführung in der Medizin. *Österreichische Ärztezeitung, 10,* S. 26-32.

Gottschlich, M. (2007). *Medizin und Mitgefühl* (2. Auflage). Wien, Köln & Weimar: Böhlau Verlag.

Holderried, M., Kraus, T. M. & Meier, R. (2018). Digitalisierung der Arzt-Patienten-Kommunikation. In P. Da-Cruz, M. A. Pfannstiel & C. Rasche (Hrsg.), *Entrepreneurship im Gesundheitswesen III* (S. 63-75). Wiesbaden: Springer Gabler.

Jähne, A. & Schulz, C. (2018). *Grundlagen der motivierenden Gesprächsführung.* Paderborn: Jungfermann Verlag.

Jünger, J. (2018). *Ärztliche Kommunikation.* Stuttgart: Schattauer Verlag.

Klinkhammer, G. (2008). Verbesserung des Heilerfolgs durch die richtigen Worte. *Deutsches Ärzteblatt, 50,* S. 107.

Koch-Gromus, U. & Kreß, H. (2012). Arzt-Patienten-Verhältnis. *Bundesgesundheitsblatt, 55,* S. 1081-1084.

Kutscher, P. P. (2013). Sieben Tipps, wie Sie die Kommunikation mit den Patienten verbessern. *Deutsches Ärzteblatt, 29,* S. 2-4.

Mlekusch, I. (2017). Arzt-Patienten-Kommunikation: Der „schwierige" Patient. *Österreichische Ärztezeitung, 19,* k.A.

Nier, H. (2017). *So lang dauert ein Arztbesuch weltweit.* Zugriff am 25.05.2020. Verfügbar unter: https://de.statista.com/infografik/12220/durchschnittliche-dauer-einer-aerztlichen-untersuchung-weltweit/.

Organisation for Economic Cooperation and Development (2018). *Anzahl der jährlichen Arztbesuche pro Kopf in Deutschland in den Jahren 1991 bis 2016.* Zugriff am 25.05.2020. Verfügbar unter: https://de.statista.com/statistik/daten/studie/77182/umfrage/deutschland-jaehrliche-arztbesuche-pro-kopf-seit-1991/.

Rogers, C. R. (2001). *Therapeut und Klient. Grundlagen der Gesprächspsychotherapie* (16. Auflage). Frankfurt am Main: Fischer Taschenbuch Verlag.

Rohr, D. (2017). Der Gesprächsansatz nach C. Rogers. In B. Szczyrba, T. van Treeck, B. Wild & J. Wildt (Hrsg.), *Coaching (in) Diversity an Hochschulen* (S. 121-135). Wiesbaden: Springer.

Röhner, J. & Schütz, A. (2016). *Psychologie der Kommunikation* (2. Auflage). Wiesbaden: Springer.

Schmitt-Sausen, N. (2019). Arzt-Patienten-Kommunikation: Gesprächen Struktur geben. *Österreichische Ärztezeitung, 21,* S. k.A.

Stavemann, H. H. (2008). Sokratische Gesprächsführung. In M. Linden & M. Hautzinger (Hrsg.), *Verhaltenstherapiemanuel* (S. 280-286). Berlin & Heidelberg: Springer.

Abbildungsverzeichnis

Abbildung 1: Verhaltensmerkmale einer gelingenden Kommunikation (Röher & Schütz, 2016, S. 28)...5

Abbildung 2: Themenschwerpunkte im Arzt-Patienten-Dialog (Bechmann, 2014, S. 144)......7